健康中国2030·健康教育系列丛书

幽门螺杆菌
感染防治

主　编　陈吉

副主编　徐征宇　史日东

U0332275

科学出版社
北京

图书在版编目（CIP）数据

幽门螺杆菌感染防治 / 陈吉主编. —北京：科学出版
社，2017.4
（健康中国2030·健康教育系列丛书）
ISBN 978-7-03-052518-5

Ⅰ.①幽… Ⅱ.①陈… Ⅲ.①幽门螺旋菌-螺杆菌感染-
防治 Ⅳ.①R573.6

中国版本图书馆CIP数据核字（2017）第073542号

责任编辑：张天佐 李国红 / 责任校对：张小霞
责任印制：李 彤 / 封面设计：范 唯

科学出版社 出版
北京东黄城根北街 16 号
邮政编码：100717
http://www.sciencep.com

北京建宏印刷有限公司 印刷
科学出版社发行 各地新华书店经销
*

2017年4月第 一 版 开本：787×960 1/32
2022年11月第二次印刷 印张：2
字数：18 000

定价：20.00元
（如有印装质量问题，我社负责调换）

"健康中国 2030·健康教育系列丛书"编写委员会

总　序

　　中共中央、国务院印发的《"健康中国 2030"规划纲要》指出："健康是促进人的全面发展的必然要求，是经济社会发展的基础条件。实现国民健康长寿，是国家富强、民族振兴的重要标志，也是全国各族人民的共同愿望。"

　　推进健康中国建设，是全面建成小康社会、基本实现社会主义现代化的重要基础，是全面提升中华民族健康素质、实现人民健康与经济社会协调发展的国家战略，是积极参与全球健康治理、履行 2030 年可持续发展议程国际承诺的重大举措。未来 15 年，是推进健康中国建设的重要战略机遇期。

　　为推进健康中国建设，提高人民健康水平，根据党的十八届五中全会战略部署，我们组织相关专家和医生，本着为大众健康服务的宗旨，编写了本套丛书，主要内容是针对常见病、多发病和大众关心的健康问题。本丛书以医学理论为基础，关注临床、关注患者需求、关注群众身心健康，通过简洁凝练、图文并茂、通俗易懂、简单实用的例子，指导群众如何预防疾病、患者何时就医，如何指导患者进行家庭康复和护理等，将健康的生活方式直接明了地展现在读者面前。

由于编写工作时间紧、任务重，书中难免有不足之处，敬请各位专家和读者提出宝贵意见和建议，以便今后加以改进和完善。

编委会

2017.1

目 录

一、定 义

幽门螺杆菌，英文名Helicobact-
erpylori，简称Hp，是一种单极、多鞭毛、末
端钝圆、螺旋形弯曲的革兰阴性、微需氧性
细菌。长 2.5 ~ 4.0μm，宽 0.5 ~ 1.0μm。人群
中几乎有一半终身感染，感染部位主要在胃及
十二指肠球部。幽门螺杆菌寄生在胃黏膜组
织，67% ~ 80% 的胃溃疡和95% 的十二指
肠溃疡是由幽门螺杆菌引起的。慢性胃炎和消
化性溃疡患者的普遍症状为：食后上腹部饱胀、
不适或疼痛，常伴有其他不良症状，如嗳气、
腹胀、反酸和食欲减退等。有些患者还可出现
反复发作性剧烈腹痛、上消化道少量出血等。

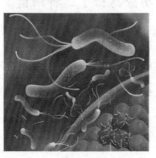

二、发现故事

1. 早在 1893 年，Bizzozero 报道在狗的胃内观察到一种螺旋状微生物。

2. Kreintz 和 Rosenow 在人的胃内也发现了螺旋体。

3. 1979 年，Warren 发现慢性胃炎和消化性溃疡患者的多数胃黏膜活检标本上定居有弯曲菌样的细菌，有规律地存在于黏膜细胞层的表面及黏液层的下面，易于用 Warthin-Starry 饱和银染色法染色。

4. 直到 1983 年，Marshall（马歇尔）及 Warren 用弯曲菌的微氧培养方法，首次报道成功分离出了这种细菌。

1983 年，一位 30 岁的澳洲内科住院医师马歇尔，偶然发现胃黏膜存有一种类似螺旋状的杆菌，是一种革兰阴性细菌，这种"胃幽门螺杆菌"竟然是导致慢性胃炎、胃溃疡、十二指肠溃疡甚至胃癌的"元凶"。

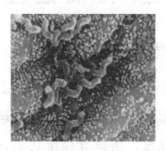

三、传播途径

（一）"粪 - 口"传播

"粪 - 口"传播的根据是胃黏膜上皮更新脱落快，寄居其上的幽门螺杆菌必然随之脱落，通过胃肠道从粪便排出，污染食物和水源传播感染。

已从胃液中分离培养出幽门螺杆菌，从腹泻和胃酸缺乏的患者粪便中培养幽门螺杆菌。从自然环境中分离培养幽门螺杆菌亦是"粪 - 口"传播的证据，有报告从南美国家沟渠水中分离幽门螺杆菌成功。但也有研究显示幽门螺杆菌在牛奶和自来水中不能繁殖，但可存活 10 天和 4 天左右，并转为球形菌。

正常人体十二指肠液对幽门螺杆菌有很强的杀菌作用，一般情况下幽门螺杆菌不可能通过这一屏障在粪便中存活。

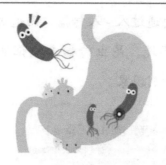

（二）"口-口"和"胃-口"传播

"口-口"和"胃-口"传播的根据是随胃上皮细胞脱落的幽门螺杆菌可存活在胃液中，通过胃-食管反流可进入口腔，滞留在牙菌斑中，通过唾液传播感染。已有报告从唾液、反流呕吐物、牙菌斑中检测发现幽门螺杆菌，多数是采用多聚酶链反应（PCR）法，亦有个别报告用细胞学培养成功，但尚未能重复而得到认可。

西部非洲国家有报告：母亲通过咀嚼食物后喂养的幼儿，与非咀嚼喂养的对照比较，幽门螺杆菌感染的危险系数为2.9倍。

总结上述内容，在自然条件下，幽

门螺杆菌通过人-人传播，而通过动物、宠物、苍蝇、昆虫传播未被证实，即使有也是个别现象。

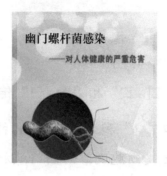

四、流行病学

（一）感染范围广

研究表明，幽门螺杆菌感染了世界范围内一半以上的人口，其发病率在各个国家不同，甚至同一国家的各个地区也不相同。

（二）发病率特征

Hp 发病率的高低与社会经济水平，人口密集程度，公共卫生条件以及水源供应有较密切的关系。也有报道指出，Hp 的感染有明显的季节分布特征，以 7～8 月份为高峰。在亚洲地区，中国内地、中国香港、越南、印度等少年幽门螺杆菌的感染率分别 60%、50%、40%、70%。

（三）Hp 检出率

慢性胃炎患者的胃黏膜活检标本中 Hp 检出率可达 80%～90%，而消化性溃癌患者更高，可达 95% 以上，甚至接近 100%。胃癌由于局部上皮细胞已发生异化，因此检出率高低报道不一。

（四）Hp 阳性率

在自然人群中初出生的新生儿血清中抗 Hp-IgG 水平很高，接近成人水平，可能从母体获得被动免疫抗体之故。半年后迅速下降。在我国及大多数发展中国家中阳性率待降至 10% ~ 20% 后又迅速回升。大约在 10 岁以后即迅速上升达到或接近成人阳性检出率水平。

（五）Hp 感染率

中国及大多数发展中国家人群 Hp 感染因地区有所不同。低达 20%，高达 90%，人群中总感染率高于发达国家。

五、致病机制

（一）发病过程

Hp 感染诱导产生特异性细胞和体液免疫，并诱发机体的自身免疫反应，损害胃肠黏膜。黏膜损伤后，从炎症到癌变的过程可能是：慢性胃炎→萎缩性胃炎→肠上皮化生→不典型增生→癌变。研究提示根除 Hp 后可以阻止这一过程的发展。

（二）症状隐匿

感染 Hp 后大多数患者表现隐匿，无细菌感染的全身症状，也常无胃炎的急性期症状，临床上患者往往以慢性胃炎、消化性溃疡等表现就诊。从吞食活菌自愿者试验结果可见，感染先引起急性胃炎，未治疗或未彻底治疗，而发展为慢性胃炎。

（三）Hp 急性感染

急性感染潜伏期 2 ~ 7 天，胃镜下表现为胃窦急性充血糜烂，组织学检查黏膜层有充血、水肿及中性粒细胞浸润，症状可表现为腹痛、腹胀、晨起恶心、反酸、嗳气、饥饿感，重者出现呕吐。现已有足够证据表明，Hp 是引起慢性胃炎的主要原因。

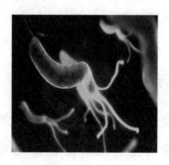

六、主要危害

近年发现幽门螺杆菌并不那么老实，不仅与慢性胃炎、消化性溃疡、胃癌有关，还可引起其他器官和组织疾病，特别是心血管疾病、贫血以及特发性血小板减少性紫癜等。只要消灭 Hp，这些疾病可意外改善或康复。

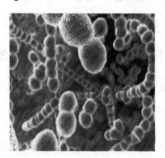

幽门螺杆菌感染是我国感染率最高的一种慢性疾病，是慢性胃炎的主要病因，它启动了一系列致病事件，导致萎缩性胃炎、肠化生、异型增生和最终胃癌的发生。

根除幽门螺杆菌可预防胃黏膜癌前变化（萎缩性胃炎、肠化生）的发生和发展。清除胃内幽门螺杆菌感染，可使胃癌前病变及胃癌的风险大大降低。

幽门螺杆菌非常顽固，一旦感染，除非用正规的治疗方案，否则自愈率接近于零。

注意：幽门螺杆菌原本就跟人类共生共存千百万年，研究显示不同种族也有不同的幽门螺杆菌，研究幽门螺杆菌的差异，还可以作部族迁移的证据。所以能够与人类共存共生，一定有其必要性的一面。

幽门螺杆菌的大量出现，是因为整个消化系统内在的平稳受到破坏，幽门螺杆菌才大量滋生，导致溃疡。所以不恢复整个消化系统的稳定，汲汲追求消灭幽门螺杆菌，难免舍本逐末，最后还是没有能够完全解决问题。

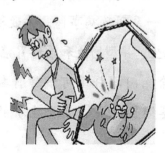

七、临床症状

（一）幽门螺杆菌感染的症状

主要是反酸、烧心以及胃痛、口臭。这主要是由于幽门螺杆菌诱发胃泌素大量分泌，而发生反酸、烧心，而有胃溃疡疾病的患者，幽门螺杆菌更是引起了主要症状——胃痛的发生，口臭最直接的病菌之一就是幽门螺杆菌了。

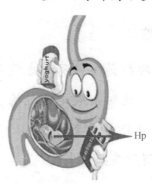

Hp

（二）幽门螺杆菌引起慢性胃炎

其主要临床表现有：上腹部不适、

隐痛，有时发生嗳气、反酸、恶心、呕吐的症状，病程较为缓慢，但是容易反复发作。

（三）幽门螺杆菌引起胃黏膜损害

患者感染幽门螺杆菌后产生多种致病因子，从而引起胃黏膜损害，临床疾病的发生呈现多样性，而且患者多会出现反酸、嗳气、饱胀感等等，感染幽门螺杆菌的患者比没有感染幽门螺杆菌的患者多数倍。

（四）其他

幽门螺杆菌感染有时也没有特别明显的症状，这时一般是通过检查来判断有无幽门螺杆菌感染的，幽门螺杆菌很容易诱发胃肠疾病的发生。

八、幽门螺杆菌检测

（一）常规检测方法

1. 呼气检测仪检查

这是幽门螺杆菌检测的最先进设备之一，不需插管，只须轻轻吹一口气，就能查出胃病致病"元凶"——幽门螺杆菌（Hp）的感染例。简便、快速、准确性高，无创伤、无交叉感染。

2. 免疫学检测

通过测定血清中的幽门螺杆菌抗体来检测幽门螺杆菌感染，包括补体结合试验、凝集试验、被动血凝测定、免疫印迹技术和酶联合吸附测定等。

3. 细菌的直接检查

通过胃镜检查钳取胃黏膜作直接涂片、染色，组织切片染色及细菌培养来检测幽门螺杆菌。

（二）侵入性检测方法

1. 细菌培养

将胃黏膜活检标本做微需氧环境下培养，如培养出幽门螺杆菌即可诊断为幽门螺杆菌感染。因其特异性高达 100%，常被视为幽门螺杆菌感染诊断的"金标准"。可用于验证其他诊断性实验，亦可用于药敏试验、细菌分型、致病基因的研究等。但它是幽门螺杆菌诊断试验中技术要求最高的一种方法，需要经费、时间和人力均较多，因此限制了其临床使用，主要用于科学研究。

还应注意，胃黏膜组织中细菌量过少、细菌繁殖能力差等因素可能会影响幽门螺杆菌的培养而导致假阴性。

2. 快速尿素酶试验（RUT）

幽门螺杆菌产生的尿素酶，可分解尿素产生 NH_3 和 CO_2，NH_3 的产生可使

pH升高，胃黏膜组织呈碱性，据此原理可通过加入pH指示剂通过颜色的改变判断有无幽门螺杆菌感染的存在。

目前已有多种尿素酶试剂盒或试纸可供临床使用，因其操作简便、费用低、省时，成为侵入性检测方法的首选。快速尿素酶试验已有许多方法的改进，如应用化学发光pH指示剂，使结果出现更快。在内镜检查时使用幽门螺杆菌敏感化学感受检测器，需时仅1分钟。

采用定标的快速尿素酶试验，可测定幽门螺杆菌定植密度，根据黄、绿、淡蓝反应，可对结果进行分级。

3. 胃黏膜组织切片染色镜检

将胃黏膜活检组织标本固定、脱水后常规石蜡包埋、切片染色、镜下观察，根据幽门螺杆菌的形态学特征进行检测和分析，可以直接观察胃黏膜表面定植的幽门螺杆菌。

其染色方法有 W-S 银染、改良 Giemsa 染色、甲苯胺蓝染色、免疫组化染色等。因染色方法的不同，各有不同的特点，其中免疫组化染色是一个高敏感和特异的染色方法，它是组织学检测的"金标准"。

4. 胃黏膜直接涂片染色镜检

这是将胃黏膜组织直接涂于玻璃片，一般用 Gram 染色后相差显微镜下观察幽门螺杆菌。

Piccolomini 等报道了用 Leifson 鞭毛染色法诊断幽门螺杆菌感染，用 Leifson 鞣酸一品红染色法来做胃活检标本印片细菌学检查，以显示幽门螺杆菌的鞭毛，并与组织学检查、快速尿素酶试验和细菌培养等方法进行比较。

Leifson 染色法 15 分钟可完成，其特异性和敏感性与其他检查方法无显著性差异（$P < 0.05$）。因此，Leifson 染色

法具有快速、敏感、可回顾性分析等优点，是一种非常有用的侵入性试验方法。

5. 聚合酶链反应试验（PCR检测技术）

利用与幽门螺杆菌功能基因分布有关的核酸片段设计PCR引物或探针，依次进行体外基因扩增或杂交，通过对该菌DNA的测定而诊断有否感染幽门螺杆菌。

目前幽门螺杆菌的多种基因，如尿素酶（A、B、C、D）基因、16S-rDNA基因、VacA及CagA基因均已克隆成功，根据幽门螺杆菌不同的靶基因，设计不同的引物，从而建立不同的PCR系统，用来检测幽门螺杆菌都取得了成功。

用作PCR的胃黏膜标本应做匀浆处理和/或用特殊缓冲液溶解，以便获取足够的DNA。反应混合物中含有耐热DNA聚合酶、核苷酸、引物以及用来测定幽门螺杆菌DNA的胃黏膜标本。在PCR仪上经过30～40个扩增循环后，扩增产物可经凝胶电泳分析。如果在电泳中出现与引物相符的 DNA 带，可判断为阳性。现在常用来识别幽门螺杆菌 DNA 的引物来自尿素酶基因（UreA）和 16S-rDNA 基因。

PCR 目前主要是用作分子生物学及分子流行病学研究，尤其是用于菌株的 DNA 分型。幽门螺杆菌基因组 DNA203bpPCR 产物的单链构象多态（SSCP）也可用于分析和鉴定临床分离的幽门螺杆菌菌株。

SSCP-PCR 不仅可以用于大规模的幽门螺杆菌流行病学调查，而且能正确评估根除治疗后再现的幽门螺杆菌是复发还是再感染。该方法简单快速、敏感性强，易于比较。但 PCR 方法应用于胃活检组织诊断幽门螺杆菌感染，与细菌培养和组织学染色镜检比较无明显优越性。

现在 PCR 可通过鼻胃管收集 5ml 胃液作 PCR 检测。采用胶囊包裹的尼龙线取胃液标本的方法，使这一诊断性试验的侵入性更小。胃液 PCR 检测幽门螺杆菌敏感性高，但存在引物特异性问题，如针对尿素酶基因的引物，可能与口腔和胃内其他尿素酶阳性菌丛起交叉反应。

（三）非侵入性检测方法

1. 碳-13 和碳-14 尿素呼气试验（UBT）

幽门螺杆菌产生的尿素酶可将内源性或外源性尿素分解成 NH_3 和 CO_2，后者在小肠上段吸收，进入血后随呼气排出。口服一定量的碳-13 和碳-14 尿素后，通过高灵敏度质谱仪或液闪仪分别测定呼气中碳-13 和碳-14 的量可判断有无幽门螺杆菌感染。碳-13 为稳定同位素，无放射性，但价格昂贵；碳-14 为放射性同位素，辐射量较小，也有较高的安全性，其价格较廉，但孕妇及儿童仍不宜采用，且大规模使用可能给环境污染带来隐患。

尿素呼气试验突出的优点是：

◆（1）无创、方法简便，不需要通过内镜获取标本。

◆（2）克服了胃内幽门螺杆菌"灶性分布"及取材局限的缺点，能反映"全胃"情况，并可对胃内幽门螺杆菌的感染密度作半定量评估。

尿素呼气试验有较高的敏感性和特异性，但仍受诸如药物、上消化道出血、胃内其他产生尿素酶细菌等因素影响，可能出现假阴性或假阳性。该法还受临界值高低的影响，因此临界值的确定非常重要。

此外，也受服药至呼气收集间隔时间长短的影响，得到被检者的配合亦很重要。

2. ^{15}N 尿氨排泄试验

口服含 ^{15}N 尿素后，利用 ^{15}N 尿素可被幽门螺杆菌产生的尿素酶分解产生 NH_3 和 CO_2，NH_3 经吸收在肝脏代谢而经尿中排出的原理，通过色质联用仪器检测尿中 ^{15}N 尿氨而判断有否幽门螺杆菌感染。该法无创、无放射性，敏感性和特异性高，但检测结果受机体吸收、代谢、排泄等众多因素干扰，且设备昂贵，临床应用受到一定限制。

3. 粪便幽门螺杆菌抗原检测

由于定居在胃上皮细胞表面的幽门螺杆菌，随着胃黏膜上皮的快速更新脱落，幽门螺杆菌也随之脱落，并通过胃肠道从粪便排出。幽门螺杆菌粪便抗原检测试检采用酶联免疫分析双抗体夹心法，能够特异性诊断人体内幽门螺杆菌感染。

该方法操作简便、省时、不需昂贵仪器，适用于婴幼儿、儿童幽门螺杆菌感染的检测，幽门螺杆菌根治疗效评价，以及幽门螺杆菌感染的流行病学调查等。

4. 血清及分泌物抗体检测

幽门螺杆菌菌体表面存在多种抗原

成分，如尿素酶、脂多糖、黏附素等成分，这些抗原均可刺激宿主产生免疫反应，产生 IgG、IgA、IgM 抗体，传统的血清学检测主要是检测可长期存在于血清中的 IgG 抗体。

常用的方法主要有酶联免疫吸附法、免疫酶试验、免疫印迹技术、胶乳凝集试验等。

酶联免疫吸附法（ELISA）是目前最常选用的定性或定量的检测幽门螺杆菌抗体 IgG 的方法。但由于常选用活体细菌、甲醛处理过的细菌、酸性甘氨酸提取物等制备物作为抗原，与其他的细菌间可能发生交叉反应，影响检测结果。

近年来应用纯化尿素酶作为抗原来检测抗体，提高了特异性；新型血清抗体的检测方法，如快速免疫色层法（Flexpact，TMHp），该法是根据反向免疫色层法原理，快速、定性测定血清 Hp-IgG 抗体；Hp 快速检测试检（CIM test），它利用免疫层析技术检测全血、血浆或血清中的幽门螺杆菌特异抗体，该方法敏感性和特异性较高，只需采末梢血用试剂盒检测，15分钟便可得到结果。

由于幽门螺杆菌感染数周后才出现特异性抗体，幽门螺杆菌阴性者血中也可存在交叉反应性抗体（如空肠弯曲菌），且幽门螺杆菌根除治疗后6~8个月内甚至几年可持续在阳性水平，故血清学阳性不能完全肯定患者有活动性感染，阴性也不能排除初期的感染。因此，血清学检测不宜作为现症感染或根除疗效评估的标准，主要用于易感人群的筛查及流行病学调查。

CIM试剂盒含有一个基于高度保守的重组抗原，故可以区分现症感染或既往感染。尿液、唾液等分泌物抗体检测方法，取样简便，无痛苦，其敏感性、特异性与血清学试验相似，结果也可受某些因素影响。

九、幽门螺杆菌治疗

幽门螺杆菌（Hp）感染现在主要靠抗 Hp 药物进行治疗。尽管 Hp 在体外对许多抗菌药物都很敏感，但是在体内用药并不尽如人意。

这是因为 Hp 主要寄生在黏液层下面，胃上皮细胞表面。注射途径用药对它无作用，经口局部又因为胃酸环境、黏液层的屏障及胃的不断排空作用，使药效也大大地受到了限制。再加上有些药长期应用易产生严重的副作用或耐药菌株等问题。

因此，Hp 感染引起的急慢性胃炎、消化性溃疡等疾病，看起来是很容易治疗的问题，实际上效果并不理想。何况目前缺乏合适的 Hp 感染的动物模型，可供帮助制订有效的治疗方案。

　　因此，目前的治疗方案几乎全凭临床经验制订，有很大的局限性（因地区、人群的差异）。总的来说，目前不提倡用单一的抗菌药物，因为它的治愈率较低，一般＜20%，且易产生耐药性。

十、幽门螺杆菌根除

为提高根治效果，可采用枸橼酸铋钾、奥美拉唑、甲硝唑、克拉霉素四联一周疗法，四联疗法可获得较高的 Hp 根除率，并可提高耐甲硝唑的三联治疗患者的敏感性。

具体方法：

枸橼酸铋钾 0.22g（2 粒）；

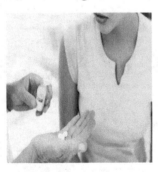

奥美拉唑 20mg；

替硝唑 500mg；

克拉霉素 250mg；

每天 2 次，7 天为一个疗程。

为避免甲硝唑的副作用，也可用阿莫西林代替甲硝唑。

目前提倡四联疗法。

十一、幽门螺杆菌复发及经久不愈的原因

（一）幽门螺杆菌的耐药性

患者感染的幽门螺杆菌菌株对所用的抗生素耐药是造成治疗失败的主要原因。研究发现，幽门螺杆菌的根除率在复治者比初治者明显下降，同样的治疗方案随着时间的推移，幽门螺杆菌的根除率逐步降低；部分一线治疗失败的患者，进入二线治疗后仍无法奏效，根本原因是幽门螺杆菌对部分抗生素日益严重的耐药性。

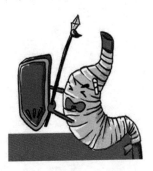

（二）患者的依从性

患者未按要求完成疗程、不定时服药、减少药量等均可导致根除治疗失败。一些患者本身临床症状较重，根除治疗药物的不良反应可能会加重其临床症状而使得患者不能坚持服药，对这些患者可暂缓根除幽门螺杆菌治疗。

同时给患者根除幽门螺杆菌治疗时要向患者强调按要求完成疗程的重要性，以获得患者的配合。

十二、预防策略

（一）用餐方式

亚洲人使用筷子在一个大碗里吃菜的习俗，使唾液里的细菌有机会通过筷子传播到食物上并相互传染。当然，这种用餐方式还可传播其他疾病，所以我国医学家早就呼吁：要改变用餐方式，宜选择分餐制或使用公筷。

（二）科学饮水

科学家在一些拉美国家的饮水中发现了幽门螺杆菌，研究还发现这些细菌可在河水中存活3年。专家也证实幽门螺杆菌可在自来水中存活4～10天。因此，要做到喝开水不喝生水、吃熟食不吃生食，牛奶则要在消毒后再饮用。

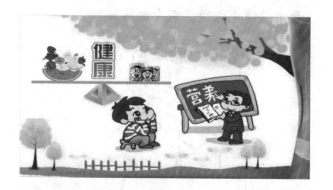

（三）亲子护理

幽门螺杆菌是经口腔进入人体的，因为这种细菌常存在于患者和带菌者的牙垢与唾液中。因此，注意口腔卫生、防止病从口入，就是预防幽门螺杆菌感染、预防胃病与胃癌的重要措施。

在中国都有不少婴儿感染幽门螺杆菌，经过研究发现，婴儿感染幽门螺杆菌都与大人口对口喂食有关系。因此如果有幽门螺杆菌存在的父母们，一定要注意这一点，以免影响孩子的身体健康。非洲小孩的幽门螺杆菌感染率高，也是母亲习惯先咀嚼再喂食的缘故。

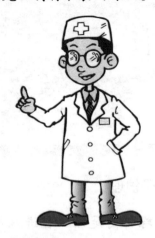

（四）亲密接触

实验证明，溃疡病患者与人接吻，也有传播此病的危险，应加以警惕。

（五）卫生习惯

养成良好的卫生习惯，做到饭前便后洗手。经常使用的餐具也一定要严格消毒。

（六）生活注意

牙具等清洁用品不要放在卫生间内，

一定要放在通风的地方。而卫生间也需要经常通风以及接受阳光的照射，卫生间在阴面的可采用紫外线灯照射，5～10分钟即可。

（七）定期检查

定期到医院接受幽门螺杆菌检查，以便能够及时发现，及时治疗。

十三、注意事项

1. 患者应选用易消化、含足够热量、蛋白质和维生素丰富的食物。如稀饭、细面条、牛奶、软米饭、豆浆、鸡蛋、瘦肉、豆腐和豆制品；含非常多的维生素A、B族维生素、维生素C的食物，如新鲜蔬菜和水果等。这些食物可以增加机体抵抗力，有助于修复受损的组织。泛酸多的患者应少饮用牛奶。

2. 患者饮食要营养丰富，注意饮食定时定量，食物软烂易消化，少量多餐，细嚼慢咽，避免食物过于粗糙，忌过饱，忌生冷酸辣、油炸刺激的食物，特别是烟熏、腌制食物，一定要避免。

3. 幽门螺杆菌患者的呕吐物，以及粪便应及时进行清理，而且接触呕吐物和粪便的手及器具应该给予及时的消毒。

4. 患者应避免感染给其他人，其他人应该防止病从口入，不吃不洁食物、不共用餐具。

十四、幽门螺杆菌与荨麻疹的关系

1998 年，加斯巴里尼医生先后发现，慢性顽固性荨麻疹患者胃内幽门螺杆菌感染率可高达 55%，经抗菌治疗消除幽门螺杆菌后，有 81% 患者不再发生荨麻疹。据此分析，与慢性胃炎、消化性溃疡有关的幽门螺杆菌有可能成为过敏原而引发过敏反应，出现荨麻疹等过敏性疾病。

因此，患有久治不愈的慢性顽固性荨麻疹的患者，应去医院检查胃内是否有幽门螺杆菌寄生。如有，可进行抗幽门螺杆菌治疗，常用的药物主要有羟氨苄青霉素（阿莫西林）、甲硝唑、甲基红霉素等。当然，对青霉素过敏者不能用阿莫西林。

经除菌治疗后，慢性顽固性荨麻疹患者
或许能意外痊愈。

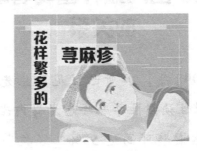

十五、治疗误区

（一）用药单一，难根除顽固细菌

通俗地说，幽门螺杆菌是一种相当顽固的病菌。人们因肠炎、气管炎等大多服过一些抗生素，有的甚至还造成了细菌的抗（耐）药性。

在实验室里，50多种抗生素及药物对该细菌有作用，但一到人体内，有效的抗生素就所剩无几了，而且作用微乎其微，远不足以杀灭它。没有任何单一的抗生素能担负起根除幽门螺杆菌的重任，所以必须联合作战。

另一个缺点就是容易造成幽门螺杆菌的抗药性。

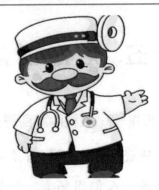

（二）静脉给药，绕道无功

据近 10 年来国内外有关治疗幽门螺杆菌的文献报道，发现所用药物一律是口服给药，而不采用静脉点滴或肌内注射的，这当然绝非偶然。

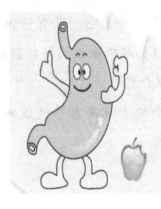

幽门螺杆菌虽然紧紧贴附在胃黏膜细胞上，但毕竟离胃腔近，离供应胃黏膜的血管（位于黏膜下层）远。

其次，药物浓度相去甚远，进入胃内的药物，特别是在质子泵抑制剂配合下，在胃腔内杀菌的有效浓度成百倍提高，如果改用静脉给药，药物要经过代谢处理掉一部分，然后再循环分布到全身，且无质子泵抑制剂的大力协助，有效浓度难以和胃腔内相比。

十六、幽门螺杆菌常见知识 50 问

1. Hp 容易造成反复复发与经久不愈吗?

答: 可以, Hp 容易形成耐药机制。

2. Hp 是造成消化道疾病的一种常见的细菌吗?

答: 是。

3. Hp 与消化性溃疡的关系密切吗?

答: 密切, 大多数消化性溃疡患者合并有 Hp 感染。

4. Hp 可以通过检查手段检测吗?

答: 可以。

5. 目前检测 Hp 最常用的方法且灵敏度较高的是什么?

答: 碳 -13 呼气试验。

6. 感染 Hp 的患者需要分餐而食吗?

答：应该分餐而食，因为 Hp 可以通过粪 - 口途径、口 - 口途径传播。

7. 有口臭的患者都具有 Hp 感染吗？

答：Hp 感染的患者可以有口臭的症状，但口臭不一定都由 Hp 引起，有可能源于口腔的疾患。

8. Hp 患者除了必须口服抑制胃酸分泌的药物外，还需要且必要的治疗是什么？

答：联合杀菌及铋剂治疗。

9. Hp 感染后，患者可出现什么症状？

答：临床症状因个体差异而不同，可有腹痛、腹胀、恶心、呕吐等症状，可以引发呕血、黑便等上消化道出血等症状。

10. Hp 治疗失败影响机体健康吗？

答：会使消化道疾病反复复发。

11. 感染 Hp 患者需要注意营养膳食、均衡饮食吗？

答：需要。

12. 幽门螺杆菌可以通过粪 - 口途径传播吗？

答：通过粪-口途径及口-口途径传播。

13. Hp 感染者可引起荨麻疹吗？

答：可以。

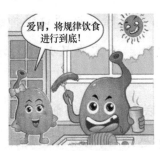

14. Hp 患者治愈后需要复查吗？

答：需要。最好杀菌后两周吹气复查；如果合并溃疡者需要疗程满后再复查吹气试验。

15. 幽门螺杆菌感染者可以引起胃癌吗？

答：可以，Hp 感染者可以引起慢性胃炎、胃癌等消化系统疾病。

16. 接吻可以导致 Hp 感染吗?

答: 经过科学检测发现, 唾液内可以找到幽门螺杆菌的踪迹, 而接吻是交换唾液最直接的方式。

17. 碗筷高温消毒怎样消灭幽门螺杆菌?

答: ◆ (1) 餐具放到开水中煮沸 10 ~ 15 分钟;

◆ (2) 微波炉高温加热 10~15 分钟;

◆ (3) 消毒柜消毒餐具 10~15 分钟。

18. 为什么感染 Hp 不能共餐?

答: 幽门螺杆菌的主要传播途径是口腔传播, 经过检测, 日常生活中的每双筷子上大约存在 1600 ~ 3100 个幽门螺杆菌。

19. 食用刺激性食物可以造成 Hp 感染吗?

答: 食用刺激性食物可以刺激胃黏膜, 并降低免疫力, 从而导致幽门螺杆菌的入侵。

20. 幽门螺杆菌在哪一年，由哪个国家的两位学者发现的？并且于哪一年获得了什么奖项？

答：幽门螺杆菌最早是在 1983 年，由澳大利亚学者巴里·马歇尔和罗宾·沃伦发现的。2005 年获得了诺贝尔生理学或医学奖。

21. 幽门螺杆菌是否具有传染性？有哪些途径？

答：幽门螺杆菌具有传染性。一般认为"人 - 人""粪 - 口"，是主要的传播方式和途径。也可以通过内镜传播，而且在家庭内有明显的聚集现象。

22. 幽门螺杆菌的感染与哪些消化道疾病有关？

答：约 95% 以上的十二指肠溃疡和 90% 以上的胃溃疡，约 70% 以上的慢性胃炎与 Hp 感染有关，Hp 也是胃癌第一类致病因子。

23. 幽门螺杆菌还和哪些非消化道疾病有关？

答：冠心病、高血压、偏头痛、小儿发育不良、酒糟鼻、荨麻疹、肝病高血氨、口臭、胆石症、肝硬化、糖尿病、缺铁性贫血等。

24. 幽门螺杆菌的诊断方法主要有哪两大类？

答：主要分为侵入性和非侵入性两大类。侵入性指通过胃镜下检查的方法，非侵入性指不用通过胃镜下检查的方法。

25. 检测幽门螺杆菌的"金标准"的方法是什么？

答：是碳 -14 和碳 -13 呼气试验。

26. 碳 -14 呼气试验安全吗？为什么？

答：非常安全，因为患者口服碳 -14 胶囊的含量非常低，仅有 0.75 微居里，不及大自然照射本底一天的计数，所以对患者及操作者不会造成危害。属于一般药品管理，不需要特殊防范。

27. 哪一年国家环镜保护总局批准碳-14 呼气试验免于放射性管理？

答：2002 年。

28. 碳-14 呼气试验原理是什么？

答：人体内本身没有尿素酶，因为幽门螺杆菌富含尿素酶，所以口服碳-14胶囊，如果患者胃内存在幽门螺杆菌，其产生的尿素酶迅速催化碳-14尿素水解成氨根离子和二氧化碳离子，后者吸收入血液经肺呼出，收集呼气标本并测量即可判断 Hp 感染与否。

29. 碳-14 呼气试验液闪式检查步骤有哪些？

答：清晨空腹或饭后两个小时，开始做试验，用凉开水口服一粒碳-14胶囊，静坐25分钟，开启 CO_2 吸收瓶吹气3分钟，再加入配制闪烁液 4.5ml，最后放入仪器

里测量2分钟即出结果，≥100为阳性，
<100为阴性。

30. 碳-14呼气试验适应证有哪些?

答：◆（1）消化不良初诊者。

◆（2）消化不良复诊者。

◆（3）胃镜检查者。

◆（4）拒绝胃镜检查者。

◆（5）不能耐受胃镜检查者。

◆（6）幽门螺杆菌根除效果的跟踪。

31. 碳-14呼气试验治疗方案有哪些?

答：必须用三联或四联疗法，即一
种质子泵抑制剂或铋剂加上两种抗生素
联合用药。

**32. 液闪式和插卡式操作区别在
哪里?**

答：两者都是口服碳-14胶囊一粒，
液闪是对着小瓶子吹气，卡式是直接对
着集气卡吹气。

33. 幽门螺杆菌是传染性疾病吗?

我国人口感染率多少？每年新增感染率多少？

答：世界卫生组织（WHO）公布的新发现传染性幽门螺杆菌（Hp）病的危害在我国日趋严重，我国人群感染率高达70%，每年新感染病例超过1200万人，只有根除Hp，才能根治胃病。

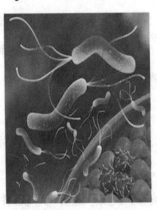

中华医学会消化分会已郑重推荐：凡是慢性胃病的初诊者、复诊者和需判断幽门螺杆菌（Hp）是否被根除的患者，胃癌术后等患者都需作尿素碳-14呼气试验，先诊断Hp是否感染，再对症治疗。

34. 幽门螺杆菌是胃癌的第一类致病因子吗?

答:是。

35. 呼气试验结果是假阴性,一般是什么原因造成的?

答:上消化道出血。

36. 快速尿素酶试验属于哪一类检查Hp 的方法,准确吗?

答:属于侵入性的检查方法,不准确。

37. 碳 -14 呼气试验为什么被誉为 5S 试验?

答:由于它快速,准确,无痛,无创,安全,所以被誉为 5S 试验。

38. 碳 -14 呼气试验多长时间需要患者复查?

答:患者服药一个月后建议复查,疗效跟踪。

39. 碳 -14 呼气试验可用于体检吗?为什么?

答：可以。因为幽门螺杆菌有一定传染性，并且我国感染率非常高，有些人感染没有症状，等有症状时已经很严重，所以正常人都需要检查，根除后感染概率降低。

40. 碳-14 呼气试验可用于儿童吗？

答：可以。

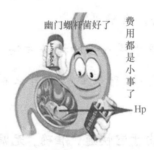

41. 根除幽门螺杆菌的意义是什么？

答：根除 Hp 是治愈慢性胃炎的主要手段，是治愈消化性溃疡的关键措施，是预防胃癌的希望所在，是考虑治疗功能性消化不适的候选方案。

42. Hp 和消化道疾病的发生率的相关性？

答：在各种胃病中，幽门螺杆菌的检出率分别为：慢性胃炎是 70%、胃溃疡是 80%、十二指肠溃疡是 95%、胃癌是 60%、胃淋巴瘤是 90% 以上。

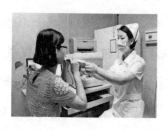

43. 临床上的三联杀菌方案指什么？

答："所谓"三联治疗方案"或"三联疗法"是指选用 1 种质子泵抑制剂或者枸橼酸铋加 2 种抗菌药连续服用 10 ~ 14 天。

44. Hp 抗体阳性就是被感染了吗？

答：只是代表被感染过，并不代表现在正感染。Hp 进入人体后，人体会产生抗体抵抗它，治疗后如果病菌被杀死，抗体的消退也需要一年左右，如果恰好这期间检查就会显示抗体阳性。呼气试验可以判断现在是否感染。

45. Hp 是胃癌的"元凶"吗?

答: Hp 感染是慢性活动性胃炎、消化性溃疡和胃癌的致病因素。从临床上看, Hp 感染后大多数的人会得胃炎, 其中 50% 的人没有任何症状, 10% ~ 15% 会发展成溃疡, 极少数人发展成胃癌。

46. 家里有人感染必须分餐制吗?

答: 目前研究趋向于: 没有意义。但 Hp 被证实存在于牙斑中, 长辈将食物咀嚼后再喂食孩子容易感染。

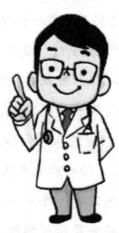

47. Hp 的存在应该被广泛重视吗?

答：应该。Hp 可诱发许多消化道相关疾病，并且容易被忽视。

48. 幽门螺杆菌检测阳性应该怎么做？

答：如果幽门螺杆菌检测阳性，建议胃癌高危人群、胃癌家族史、胃溃疡、十二指肠溃疡、胃黏膜病变严重（例如：糜烂、肠化等）、消化不良（例如：反酸、嗳气等）、长期服药抑酸药、需要长期服用非甾体消炎药、残胃、胃 MALT 淋巴瘤、心理负担大的人进行根除治疗。

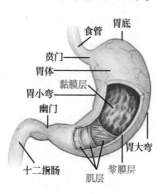

49. Hp 导致的疾病的进展？

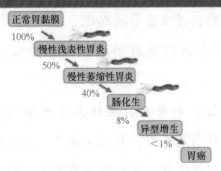

50. 感染 Hp 后应该怎么做？

答：及时就诊于医院专科门诊，求助专科医师，制订杀菌方案，避免自行滥用药物。